DES

MALADIES DES YEUX

RÉGNANTES

EN AFRIQUE, EN ÉGYPTE

ET EN NUBIE

PAR

Le Prince Dʳ ZAGIELL

PARIS

GERMER BAILLIÈRE, LIBRAIRE-ÉDITEUR

RUE DE L'ÉCOLE-DE-MÉDECINE, 17

1863

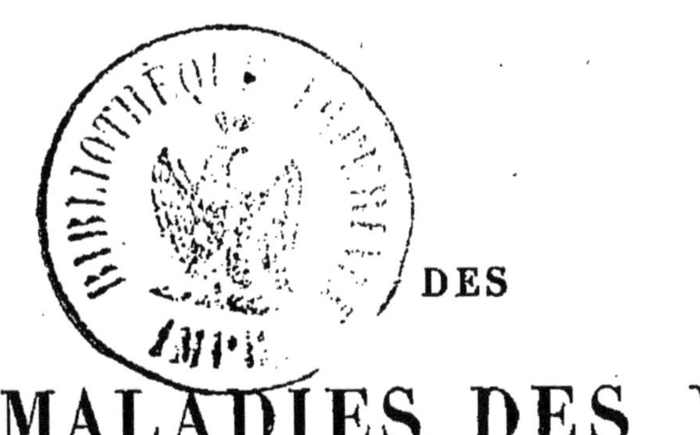

DES

MALADIES DES YEUX

RÉGNANTES

EN AFRIQUE, EN ÉGYPTE ET EN NUBIE

Paris. — Imprimerie de E. MARTINET, rue Mignon, 2.

DES
MALADIES DES YEUX

RÉGNANTES

EN AFRIQUE, EN ÉGYPTE

ET EN NUBIE

PAR

Le Prince Dʳ ZAGIELL

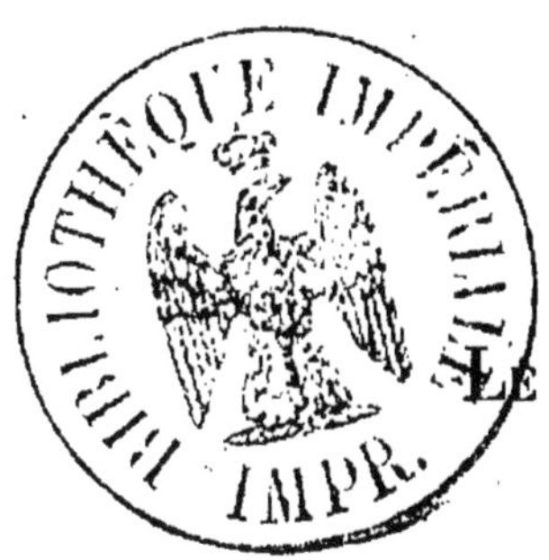

PARIS

GERMER BAILLIÈRE, LIBRAIRE ÉDITEUR

RUE DE L'ÉCOLE-DE-MÉDECINE, 17

1863

CHER MAITRE,

Dans l'intérêt de la science à laquelle vous avez consacré votre vie et dont vos découvertes et vos leçons ont porté en Europe l'enseignement et la pratique à un si haut degré de perfection, j'ai cru devoir résumer sous forme de monographie rapide quelques faits et opérations ophthalmologiques que j'ai recueillis pendant un voyage que j'ai fait en Égypte et en Nubie, l'hiver dernier, en compagnie de MM. le comte Michel Tyszkiewicz et Loudovic Rameau.

Permettez-moi de placer sous votre bienveillant patronage, avant de l'offrir au public, ce petit traité, dont j'ose vous prier d'agréer la dédicace.

Mon travail comprend spécialement l'étude d'un certain nombre d'affections des yeux dans la haute et basse Égypte ainsi qu'en Nubie ; leur origine, leur nature, leurs variétés, leur marche et leur traitement habituel ; enfin les divers cas de guérisons que j'ai constatés, soit dans les hôpitaux, soit auprès des malades, ainsi que ceux que j'ai pu obtenir moi-même durant le court séjour que j'ai fait dans ces pays lointains.

J'ai cru devoir entrer, à cette occasion, dans quelques considérations générales sur les causes principales des différents genres d'ophthalmies, qui règnent ordinairement dans ces contrées, en y joignant à l'appui, mes opinions personnelles tendant à réfuter quelques doctrines médicales précédemment admises sur le caractère et la marche d'un certain nombre de ces affections, doctrines qui se trouvent aujourd'hui complétement en désaccord avec les progrès de la science et avec mes propres observations.

Voilà où je veux renfermer le cadre de cette étude, car en étendant davantage le cercle de mes recherches, en les poussant jusqu'à l'examen des maladies des yeux dans leur rapport avec l'état général, climatérique et hygiénique des races qui habitent les bords du Nil et l'intérieur de l'Égypte et de la Nubie, je risquais de me perdre dans un travail qui dépassait mon temps et mes forces, et cet opuscule sans prétention prenait la proportion d'un ouvrage complet sur la matière.

En faisant paraître le petit traité d'ophthalmologie égyptienne que je prends la liberté de vous dédier, j'ai simplement voulu remplir un devoir envers vous, Monsieur et cher Maître, et envers la science dont l'étude a été, dans votre clinique, le but constant de nos efforts.

Mon seul désir a été de vous donner le témoignage d'une éternelle reconnaissance ; comme ma seule ambition serait de contribuer, par cette modeste publication, à la propagation de la doctrine et de la méthode ophthalmologiques dont on peut, dans le monde médical, vous regarder à juste titre comme le véritable créateur, et dont vous êtes encore aujourd'hui le plus illustre interprète.

Veuillez, Monsieur et cher Maître, recevoir, avec la dédicace de ce petit opuscule, la nouvelle et ferme assurance de mes sentiments de profonde estime et de sincère reconnaissance.

Prince J. ZAGIELL.

DES
MALADIES DES YEUX

RÉGNANTES

EN AFRIQUE, EN ÉGYPTE

ET EN NUBIE

L'OPHTHALMIE

(RAMDAM DES ARABES).

En passant dans les rues d'Alexandrie, du Caire, de Mansourah, Tantah, Damiette et dans plusieurs autres villes de la basse Égypte, on rencontre, sur vingt Arabes, deux aveugles, trois borgnes et quinze dont les yeux sont purulents, tachés, ulcéreux ou granuleux.

L'ophthalmie y est une affection commune, comme si elle était inhérente à la nature de ce pays. Répandue dans toute l'Égypte, elle est plus fréquente dans la partie septentrionale que dans la haute Égypte et dans la Nubie. En se rapprochant de l'équateur, elle devient très-rare ; mais dans les villes et les campagnes on la voit sévir avec la même force, et dans le désert moins que dans les terres cultivées.

L'ophthalmie, dans ce pays, n'épargne aucune classe, aucun tempérament, aucune condition ; elle attaque souvent le même individu plusieurs fois. Les hommes comme les femmes et surtout les enfants de tout âge en sont fréquemment atteints ; les animaux, les chiens, les bœufs, les ânes sont sujets aussi à cette maladie ; elle épargne seulement les chevaux et les chameaux. Il n'est pas rare d'observer chez les animaux des taches sur la cornée et souvent la perte d'un des yeux. Nous avons observé assez souvent plusieurs enfants malades d'ophthalmie qui étaient nés d'une mère souffrant de la même maladie.

En arrivant à Alexandrie, à Damiette, au Caire et dans toutes les villes de la haute Égypte, en voyant parmi les habitants une si grande quantité de malades, on ne peut vraiment savoir si l'on est au milieu d'une épidémie ou bien au milieu d'une ophthalmie endémique.

L'ophthalmie règne dans toutes les saisons de l'année, mais elle devient plus fréquente à l'époque des chaleurs ; elle commence à être plus violente dans les premiers jours d'avril, et elle sévit dans toute sa force aux mois de mai, de juin, de juillet et d'août ; au mois de septembre elle diminue d'intensité. Elle ne se développe pas toujours avec la même force ni de la même manière. En général, elle reprend un caractère plus souvent benin que violent, en se développant presque toujours lentement, dans l'espace de six à douze jours, tandis qu'en Europe elle se développe brusquement en deux ou trois jours et quelquefois en vingt-quatre heures. En général, l'ophthalmie en Égypte attaque les deux yeux en même temps.

Causes.

Selon Hérodote, Ptolémée, les historiens romains et arabes, les Égyptiens des temps les plus anciens ont fait des recherches sur les causes des maladies des yeux régnantes en Égypte et dans la haute Lybie. Les prêtres égyptiens, surtout les grands prêtres d'Héliopolis, au temps du roi d'Égypte Psameticus Ier, se sont beaucoup occupés du traitement de ces maladies, et ils en ont attribué la véritable cause à la dispute du dieu Mentou (1) avec le dieu Almou (2).

(1) Le soleil supérieur, celui qui apparaît chaque jour.
(2) Le soleil inférieur, celui qui disparaît chaque soir à l'horizon.

Quarante-six ans avant l'ère chrétienne, Cléopâtre, souffrant des yeux, promit elle-même une récompense à celui qui découvrirait la véritable cause et un traitement efficace contre cette maladie.

Le célèbre Amrou, lieutenant du khalife Omar, après avoir conquis l'Égypte, attribuait la véritable cause du Ramdam (ophthalmie) à la présence d'une quantité de mouches qui produisaient une matière purulente qu'elles communiquaient aux hommes et aux animaux. Aussi fit-il exterminer toutes les mouches.

Les auteurs modernes, W. Thomas (1805, London), Si-Volney, Clot-Bey, Decondé, Mackensie maintiennent que la véritable cause de l'ophthalmie est le vent khamsin (1). On a beaucoup écrit sur les causes de l'ophthalmie d'Égypte. Les uns ont dit que l'affection était produite par l'intensité de la lumière, par la réflexion qu'elle subit sur un

______

(1) Le khamsin souffle plus souvent dans la haute Égypte et dans la Nubie, que dans la basse Égypte ; si ce vent était la véritable cause de l'ophthalmie, d'après W. Thomas et M. Makenzie, on pourrait rencontrer la même proportion de malades dans ces divers pays ; ce qui n'a pas lieu, car on y rencontre peu d'hommes atteints d'ophthalmies et d'autres maladies des yeux, excepté de ptérygions et de trychiasis qui se rencontrent assez souvent dans la Nubie.

terrain sablonneux ; d'autres ont prétendu qu'elle était occasionnée par une poussière ténue soulevée par les vents et venant se déposer sur la conjonctive palpébrale ; d'autres, enfin, ont expliqué son développement par la suspension dans l'atmosphère de molécules salines irritantes, telles que celles de natron, de salpêtre, de chlorure de sodium (1).

L'ophthalmie d'Égypte, selon notre opinion, est produite par d'autres causes que celles qu'on a données. Ces conditions sont celles qui donnent naissance aux maladies endémiques et épidémiques. Ce sont probablement des causes météorologiques, climatériques, et, entre autres, la froideur de la nuit, pendant laquelle la température s'abaisse à 10 et à 7 degrés, tandis que dans la journée la chaleur s'élève depuis 28, 38 jusqu'à

---

(1) Si l'ophthalmie était produite par l'action des rayons solaires, pourquoi serait-elle si rare dans les localités où ces rayons sont les plus ardents, dans la haute Égypte et la Nubie? Si l'ophthalmie était le résultat de l'introduction dans l'œil de particules de poussière, de sable, pourquoi cette maladie serait-elle à peu près inconnue dans le désert? Si elle était occasionnée par la suspension dans l'atmosphère de parties salines, pourquoi les hommes qui travaillent dans les terrains nitreux, au milieu de décombres abondants en salpêtre, ne sont-ils pas attaqués en plus grande proportion que les autres ?

42 degrés Réaumur ; la misère, la mauvaise nourriture, les logements étroits sont aussi des causes qui favorisent le développement de la maladie. Les Arabes habitent, en général, dans des chaumières humides et malpropres ; mais les principales causes épidémiques d'ophthalmie sont les mouches qui tombent sur les yeux malades des hommes et des animaux, emportent sur leurs pattes la matière purulente contagieuse et la communiquent aux yeux tout à fait sains.

On peut voir, dans les villes et dans les villages d'Égypte, des Arabes de tout âge appartenant aux classes pauvres qui tombent dans un état d'affaiblissement et de paresse si grand, par suite de la chaleur, qu'ils ne se donnent pas la peine de chasser les mouches qui couvrent leurs visages.

Symptômes anatomiques et physiologiques.

Première période. — La première période de la maladie présente le caractère suivant : on aperçoit, au commencement de cette période, trois ou quatre lignes rouges transversales, étendues d'un angle à l'autre sur la surface de la paupière supérieure, ce que l'on voit dans tout cas d'ophthalmie commençante. Une légère rougeur se développe sur la conjonctive palpébrale, le malade perçoit dans l'œil une douleur légère; aux deuxième et troisième jours, les bords libres des paupières se gonflent, les vaisseaux de la conjonctive se dilatent, les veines présentent un aspect violet, la vue se trouble, l'œil malade se remplit de larmes légèrement grisâtres; il y a photophobie, le malade cache ses yeux devant les objets brillants, il ne peut ouvrir les yeux en plein jour, il sent dans les yeux un picotement de sable ou d'un corps étranger; l'état général est : fièvre légère, mal de tête, tristesse, diminution d'appétit, insomnie.

Deuxième période de la maladie. — Le gonflement des paupières est plus considérable, la supérieure surtout devient rouge, tendue; la portion bulbaire de la conjonctive se gonfle, les plis conjonctivaux se soulèvent et forment les lignes rouges internes; l'inflammation envahit la totalité de la muqueuse, laquelle présente une injection plus remarquable; le repli semi-lunaire et la caroncule lacrymale sont rouges et gonflés. Les larmes âcres et brûlantes qui ont été sécrétées dans la première période de maladie sont remplacées, aux cinquième et sixième jours, par de l'humeur jaune, verdâtre; l'inflammation s'est étendue à la conjonctive oculaire, qui à la fin de la seconde période se trouve soulevée par l'exsudation et forme un chémosis léger blanchâtre autour de la cornée, la partie inférieure étant la première à se boursoufler. Mais quelquefois le tissu cellulaire sous-conjonctival s'infiltre sous la forme de chémosis séreux, et l'œdème des paupières s'accompagnant de douleur vive dans les yeux, la fièvre augmente ainsi que l'insomnie. La forme diphthéritique de l'ophthalmie chez les enfants, que nous avons observée assez souvent, dans sa deuxième période, dans la clinique de M. le docteur Desmarres, à Paris, est très-rare en Égypte ; nous ne l'avons vue que dans trois cas.

Troisième période de la maladie. — Dans cette période tous les symptômes s'aggravent, le gonflement des paupières est porté à son extrême degré, la supérieure surtout, souvent énorme, tendue, livide, retombe sur la paupière inférieure ; le chirurgien ou le malade lui-même ne peuvent ouvrir l'œil qu'avec un effort douloureux. — La sécrétion très-abondante, purulente, couleur citrin, devient épaisse, s'attache aux cils et agglutine les paupières pendant le sommeil, surtout chez les enfants (1).

(1) Si l'on ouvre brusquement les paupières, la matière coule comme un torrent.

— Cette sécrétion, quand elle a duré quelques jours, prend une teinte blanchâtre, s'écoule sur la joue noire des Arabes en laissant des taches blanches collées sur leur figure; ou elle devient presque séreuse claire, comme dans l'ophthalmie catarrhale; dans ce cas, la résolution s'opère et l'œil revient ordinairement à son état normal. — Le bourrelet chémotique, mou, gélatineux, environne la cornée et l'étranglement léger de la muqueuse et des vaisseaux sous-conjonctivaux. Jamais nous n'avons observé autour de la cornée un bourrelet chémotique opaque, consistant, comme nous l'avons vu tant de fois dans la clinique de M. Desmarres, à Paris. — Le repli semi-lunaire et la caroncule lacrymale sont tellement rouges et gonflés, qu'ils ont plutôt l'aspect d'excroissances sarcomateuses que de tissus naturels. — La conjonctive bulbaire devient rouge, injectée, et la couche conjonctivale qui recouvre la cornée prend une teinte grisâtre sale ; puis la cornée se trouble, se couvre d'ulcérations multiples comme dans une kératite ponctuée, ou se couvre d'abcès suivis d'ulcérations perforantes et de hernies de l'iris presque toujours centrales, ou devient conique et quelquefois se ramollit. — Nous avons vu quelques cas d'épanchement annulaire à la circonférence de la cornée ; les mortifications de la cornée par étranglement sont très-rares.

Symptômes généraux.

Dans les cas de hernie de l'iris ou de ramollissement de la cornée, le malade se plaint d'une douleur intolérable, profonde, de distension dans le globe, de douleur autour de l'orbite, dans les tempes et dans les paupières ; la fièvre s'accompagne de vomissements ; la douleur autour des orbites et dans les tempes se manifeste par des vomissements et dans la nuit par des accès, pendant l'un desquels la cornée se rompt ; si cet accident arrive, les douleurs cessent immédiatement. — Le malade se décourage, il est triste, passe ses nuits sans sommeil, quelquefois même pendant six ou huit jours existe une insomnie complète.

Marche, durée.

L'ophthalmie en Égypte prend une forme presque toujours bénigne, légère, rarement maligne. Dans le premier cas, quand l'affection doit présenter de la bénignité, une légère rougeur se développe le plus souvent sur la conjonctive palpébrale et la marche de la maladie est très-lente. — Dans le cas de malignité, l'ophthalmie présente une durée plus longue et une terminaison plus funeste. — Souvent les désordres ne se limitent point à la

conjonctive, et l'inflammation, après avoir altéré
cette membrane, gagne les parties plus profondes
internes et y produit un gonflement si considérable, que souvent, au milieu d'atroces douleurs, la
cornée se ramollit et par suite d'étranglement
se mortifie, éclate et laisse échapper l'humeur
aqueuse, le cristallin, et l'œil se vide entièrement.—
Ces cas sont heureusement les plus rares en Égypte.

La durée moyenne est de dix à quinze jours,
après lesquels la maladie se résout, passe à l'état
chronique, ou donne lieu à divers phénomènes
morbides, à des affections de nouvelle formation,
en général au leucome partiel qui , en Égypte,
se développe après l'ophthalmie.

Terminaison.

L'ophthalmie se termine par la résolution, si le
traitement est rationnel et appliqué dès les premiers jours de la maladie ; elle se termine presque
toujours dans le second cas, en Égypte, par le leucome, quelquefois avec synéchie intérieure, assez
souvent par le leucome central sans synéchie et
avec la conservation de la chambre antérieure ;
elle se termine aussi par le staphylôme conique
de la cornée avec une tache leucomateuse sur le
sommet. — Mais la terminaison par un leucome

qui occupe trois parties de la circonférence de la cornée, est moins favorable ; car il n'y a plus qu'un point transparent. — Enfin elle se termine par un large leucome ulcéré, qui recouvre toute la cornée (*albugo*) ; par une ou plusieurs hernies de l'iris comme suite d'ulcérations de la cornée, et très-rarement par ramollissement, mortification de la cornée et par phthisie de l'œil.

L'ophthalmie se termine assez souvent par la kératite secondaire, par la conjonctivite catarrhale chronique, par granulation conjonctivale, par l'ectropion de la paupière inférieure avec renversement des conduits lacrymaux et larmoiement, et quelquefois par une tumeur lacrymale (1).

Diagnostic différentiel.

Nous pouvons comparer l'ophthalmie régnante en Afrique, dans sa première période avec la con-

(1) Nous avons observé dans les hôpitaux au Caire, dans le service de M. le docteur Lautner, et en ville, sur 165 cas d'ophthalmies, 104 cas de leucome central, 4 leucomes sur la circonférence de la cornée, 8 mortifications complètes de la cornée, 14 perforations de la cornée avec hernie de l'iris et synéchie postérieure, et 36 ulcérations annulaires à la circonférence de la cornée où elles étaient placées sur la lame superficielle.

jonctivite catarrhale, et dans la seconde période,
avec l'ophthalmie blennorrhagique.

Dans le premier cas, l'ophthalmie égyptienne
se différencie de la conjonctivite catarrhale par les
symptômes suivants :

Dans la conjonctivite catarrhale, jamais nous
n'avons observé les lignes rouges transversales
étendues d'un angle à l'autre sur la surface de la
paupière supérieure, tandis que dans l'ophthalmie d'Afrique elles s'aperçoivent toujours; la
couleur des vaisseaux injectés dans la conjonctivite catarrhale est violette, rose, les vaisseaux
forment un triangle éloigné de la circonférence de
la cornée, tandis que dans l'ophthalmie d'Afrique
la couleur des vaisseaux injectés est rouge, brune,
étendue également dans toute la conjonctive bulbaire.

Dans le second cas, l'ophthalmie égyptienne se
différencie de l'ophthalmie blennorrhagique à
sa deuxième période par des lignes rouges, brunes,
intérieures, étendues sur les plis conjonctivaux de
la paupière supérieure qui ne se montrent jamais
dans l'ophthalmie blennorrhagique.—Dans l'ophthalmie blennorrhagique la boursouflure de la conjonctive est plus élevée; le chémosis a une
teinte blanchâtre, granuleuse, couverte de pe-

tites ulcérations d'où s'échappe continuellement, sous la forme de petites gouttelettes, une matière blanche épaisse ; au contraire, dans l'ophthalmie égyptienne, la couleur du chémosis est rose, sèche, également arrondie autour de la cornée, sans ulcé-rations ; la boursouflure de la conjonctive moins prononcée. — Enfin dans la vraie ophthalmie blennorrhagique, un seul œil est généralement atteint, la conjonctive oculaire est plus gonflée et les paupières sont beaucoup moins gonflées, que dans l'ophthalmie africaine.

Pronostic.

En général, nous pouvons dire que le pronostic en Égypte est toujours favorable, si aucune parti-cularité constitutionnelle ne modifie la maladie, et si un traitement convenable et simple est appliqué de bonne heure. — Quand le traitement convenable et simple n'est pas appliqué à temps et est au con-traire exagéré, si la constitution du malade est scrofuleuse, si la vascularité des vaisseaux est déjà très-prononcée, le diagnostic est très-défavorable, car l'opacité ou la vascularité permanente de la cornée, ou un leucome ulcéré peuvent en être le résultat.

Dans la troisième période de la maladie, par

suite de la destruction de la cornée, du ramollissement ou des ulcérations perforantes et de leurs conséquences, le diagnostic est presque toujours funeste.

Traitement.

Dans les premiers jours de la maladie, nous avons employé des collyres légèrement astringents toutes les deux heures, tels qu'une solution faible de :

℞ Sulfate d'alumine....... 30 centigr.
Eau distillée........... 100 grammes.

Ce traitement nous a donné les meilleurs résultats.

Dans les cas où la maladie était plus avancée, comme dans le cas d'ecchymose, nous nous sommes servi avec succès de scarifications multipliées et d'injections faites à tout instant contre les paupières avec le collyre précédent.

Dans les cas d'ulcérations centrales, pour empêcher la hernie et l'adhérence iridienne, instillation du collyre suivant :

℞ Eau distillée........... 10 grammes.
Sulfate neutre d'atropine. 5 centigr.

De quatorze à dix-huit gouttes dans la journée.

Et comme traitement général, ventouses scarifiées aux tempes ou sangsues derrière les oreilles, calomel ou purgatifs salins, diète modérée.

Dans les taches leucomateuses légères de la cornée, instillation, deux fois par jour, d'une goutte de la solution suivante :

> ℞ Nitrate d'argent......... 5 centigr.
> Eau distillée........... 10 grammes.

Et en même temps, six fois par jour, de ce collyre :

> ℞ Borax............... 30 centigr.
> Eau distillée.......... 100 grammes.

Repos, la diète convenable. Le malade ne doit être exposé ni à l'influence de l'air, ni à la poussière, ni au soleil.

Traitement chirurgical.

Dans le leucome partiel ou central, où les bords de la cornée sont transparents et la chambre antérieure de l'œil conservée sans synéchie antérieure, on peut rétablir la vue par l'excision de l'iris ou l'iridectomie. Dans les cas de synéchie survient un large leucome occupant plus de la moitié de la cornée, comme suite de l'ophthalmie la plus ordinaire en Égypte. La seule méthode qu'il conviendrait d'appliquer dans ce pays, serait celle des procédés opératoires de M. le docteur Desmarres qui consiste dans le déchirement (iridorchexis). On fait une ouverture d'environ 5 à 6 millimètres sur la cornée avec le couteau lancéolaire, en enfonçant cet instrument dans la chambre antérieure. Le couteau doit être doucement approché de la cornée, à 1 millimètre environ de l'insertion de cette membrane sur la sclérotique et dans un endroit qui doit correspondre parfaitement au centre de la portion conservée de la pupille naturelle. On introduit par la plaie la pince courbe dans la chambre antérieure, où l'on saisit l'iris près de ses adhérences anormales ; en le déchirant on l'entraîne en dehors et on l'excise à la limite même de l'ouverture.

Dans la hernie de l'iris nous avons employé des compressions et le collyre de sulfate d'alumine.

Dans le cas de granulations suite d'ophthalmie, on emploie les cautérisations avec le sulfate de cuivre ou la pierre divine, quelquefois avec une solution de nitrate d'argent, modifiée par une addition de sel marin.

Dans l'ectropion, cautérisation avec le sulfate de cuivre et le collyre de borax, 30 centigrammes pour 600 grammes d'eau. Dans la conjonctivite chronique, collyre de sulfate de zinc ou de sulfate d'alumine, eau de guimauve tiède ; propreté, repos, diète.

KÉRATITE.

L'autre genre de maladie qui se rencontre assez souvent en Égypte et en Nubie, c'est la kératite. Nous avons observé la kératite secondaire à l'état chronique plus souvent que la primitive ; cela vient probablement de ce que les Arabes, durant les premiers jours de la maladie, se renferment dans leurs maisons et ne reçoivent les soins que de médecins arabes (*haxim*) ; ils ne sortent pour demander les soins des médecins étrangers que lorsque le mal a fait des progrès et est déjà avancé. Nous avons remarqué seulement dans la société plus élevée dix-huit cas de kératite primitive sous la forme disséminée et vingt-deux cas de kératite ponctuée.

KÉRATITE DISSÉMINÉE.

Symptômes.

La cornée présente ordinairement, au commencement de la maladie, un trouble léger ; au bout de deux ou trois jours elle prend une teinte mate, métallique, grisâtre, et ressemble à l'aluminium non poli ; plus tard, il se forme entre les lamelles de la cornée des taches grisâtres, sales, contenant des vaisseaux ; puis , les taches se confondent, se réunissent dans une membrane large, laquelle couvre toute la cornée, et est toujours plus épaisse dans le centre.

Quelquefois la cornée se présente comme si elle était criblée de points opaques superficiels ou bien elle se couvre de plaques rouges ; les nombreuses vascularités qui occupent la couche moyenne de la cornée lui donnent une teinte rouge. La sclérotique présente une teinte rose quelquefois bleuâtre autour de la cornée.

Les vaisseaux conjonctivaux sont légèrement injectés ; dans le cas surtout où l'iris s'enflamme, l'injection de la conjonctive se prononce davantage.

Symptômes objectifs.

Le malade se plaint d'abord d'un brouillard qui peu à peu augmente; la photophobie est plus ou moins considérable et accompagnée de larmoiement; la vue est nécessairement troublée selon l'opacité de la cornée.

Symptômes généraux.

Fièvre, inquiétude; les fonctions digestives sont profondément troublées ; perte d'appétit et céphalalgie. Il y a dans la maladie quelquefois des périodes d'exacerbation et de rémission.

Causes.

Les scrofules, l'humidité, les nuits froides, la malpropreté, les blessures de la cornée sont les causes principales. Les femmes sont plus exposées à cette maladie que les hommes; lorsque vient l'âge de la puberté il y a souvent alors des troubles dans la menstruation. Nous avons observé dans quatre cas la kératite disséminée, en Égypte, comme cause de l'ophthalmie précédente.

Marche, durée.

En général, la marche de la kératite disséminée est très-lente, elle peut persister longtemps si l'état du malade ne s'améliore pas; sa durée est excessivement longue.

Pronostic.

Il dépend des circonstances de la maladie; il est grave lorsque les infiltrations sanguines dans les lamelles de la cornée sont très-prononcées; lorsque l'iris, la choroïde et le corps ciliaire s'enflamment; lorsque la cornée se ramollit et devient conique, dans le cas où la rétine souffre, et à la suite d'amaurose. Mais si l'inflammation est arrêtée, la cornée reprend sa transparence en commençant à s'éclaircir de la circonférence au centre, ou l'opacité persiste longtemps et quelquefois même devient chronique ; dans ce cas le pronostic est plus favorable.

Terminaison.

Elle se termine par résolution, mais lentement, par des taches centrales de la cornée, comme suite de la matière épanchée entre les lamelles de la cornée ; par l'amaurose, comme conséquence d'inflammation de la rétine, et quelquefois elle se termine par synéchie postérieure, si l'inflammation de l'iris a eu lieu dans cette maladie.

Traitement.

Nous avons obtenu des résultats satisfaisants en traitant la kératite disséminée sans réaction, avec une marche lente, par les moyens suivants :

℞ Eau distillée............... 5 grammes.
Sulfate d'atropine......... 2 centigr.

pour tenir la pupille dilatée et diminuer les douleurs névralgiques, et une goutte matin et soir du collyre :

2⁄ Eau distillée........... ⎫
Laudanum de Sydenham.. ⎭ 2 grammes.

Traitement général tonique.

Si la kératite disséminée prend une forme aiguë, si la cornée se couvre de vaisseaux très-fins, la conjonctive est injectée ; photophobie, saignées locales ; trois fois par jour le paquet de poudre suivant :

2⁄ Calomel................ 30 centigr.
Opium en poudre....... 6 —

et le collyre d'atropine jusqu'à dilatation de la pupille ; traitement général tonique.

Quand l'inflammation diminue, collyre de :

2⁄ Borax................. 30 centigr.
Eau distillée........... 100 grammes.

et scarification des vaisseaux qui touchent les taches grisâtres de la cornée.

KÉRATITE PONCTUÉE.

Symptômes.

Nous n'avons pu remarquer le même triangle descendant vers la circonférence de la cornée formé

par de petits points ou de petites plaques grisâtres,
que nous avons assez souvent observé dans la clinique de M. Desmarres, à Paris. Mais en Égypte, toute
la surface de la cornée est couverte par ces points,
l'aspect de la cornée est mat, opaque ; les petits
points sont placés à la surface externe de la cornée, rarement plus profondément. Quand la membrane de l'humeur aqueuse est atteinte, le tissu
irridien prend, dans ce cas, une teinte pâle, verdâtre sale ; comme dit M. Desmarres, c'est une
irilis séreuse. Quelquefois même la membrane de
l'humeur aqueuse présente un trouble particulier.

Symptômes subjectifs.

Le malade se plaint d'un trouble de la vue pro-
portionné à l'opacité de la cornée, du brouillard ;
il devient comme myope, il cherche instinctive-
ment dans la cornée le point par lequel la lumière
passe le plus facilement. Quand l'iris s'enflamme il
y a photophobie ; le malade recherche l'obscurité,
et les enfants surtout cachent leur figure dans le
sein de leurs parents.

Symptômes généraux.

Lorsque les symptômes locaux sont très-graves,
les symptômes généraux sont plus marqués : fiè-

vre, sécheresse de la peau, perte d'appétit et céphalalgie, avec exacerbation et quelquefois douleur
insupportable dans l'orbite.

Étiologie.

Les causes principales sont : l'atmosphère sa-
blonneuse pendant que souffle le vent khamzin;
l'ardeur du soleil, la poussière, la malpropreté, les
scrofules, dans la société plus élevée, et la mauvaise nourriture.

Traitement local.

Je me sers d'un papier à cigarette fin imbibé
de la solution d'atropine et des autres médicaments, fabriqué suivant la méthode d'un oculiste anglais, M. Streafeeld : c'est un papier divisé
en petits carreaux ▢, chaque carreau contient une
goutte d'atropine et des autres médicaments,
comme sulfate d'alumine, zinc, hydrochlorate de
mercure, etc. C'est un médicament sec, portatif,
excellent dans un pays où il n'y a pas de pharmacie
et où les localités sont si éloignées les unes des
autres. En général, on prend un petit carreau et on
met sous la paupière de l'œil malade ; on attend
deux à trois minutes et on l'enlève avec une pince

ou avec un morceau de papier mou : il agit admirablement suivant son effet pharmacologique.

L'atropine employée de bonne heure, un collyre astringent d'alumine, de zinc et de nitrate d'argent, quelquefois le calomel en poudre appliqué tous les deux jours sur les yeux, donnent de très-bons résultats. Comme traitement général contre l'inflammation des membranes internes : sangsues, ventouses et purgatifs salins, toniques, le quinquina, le polygala, le fer et les meilleures conditions hygiéniques.

KÉRATITE SECONDAIRE.

Le plus souvent on peut rencontrer en Égypte la kératite secondaire à la suite d'une ophthalmie purulente, et après la durée prolongée d'une conjonctivite aiguë et d'une conjonctivite catarrhale chronique. Elle se rencontre sous la forme d'une kératite vasculaire superficielle, générale, chronique, et souvent sous la forme d'une kératite ulcéreuse chronique.

KÉRATITE VASCULAIRE SUPERFICIELLE CHRONIQUE.

Symptômes.

Les vaisseaux conjonctivaux bulbaires sont plus pâles et plus fins, ils paraissent plus nombreux, ils s'anastomosent en plusieurs sens ; la cornée paraît couverte par un filet vasculaire pâle, violacé, et sur sa surface il se forme une sorte de couche grisâtre. Quelquefois les vaisseaux sont rangés les uns à côté des autres, s'étendent seulement sur les bords de la cornée, et de là sur toute la surface; la vue devient tout à fait trouble ; peu de photophobie et de douleur, légère sécrétion muqueuse ; souvent les bords des paupières sont rouges et gonflés et présentent des nodosités ; les cils sont incrustés de la sécrétion desséchée des glandes de Meibomius, qui est versée en abondance. Les malades ont habituellement une mauvaise santé ; les fonctions digestives et la menstruation chez les femmes sont en général troublées. L'état chronique de la kératite vasculaire se termine assez souvent par le pannus.

Causes.

Les causes principales sont les granulations, le trichiasis, la malpropreté, les logements humides, la poussière, la misère, un mauvais logement, ou un individu atteint d'une granulation la communique à l'autre par la nature contagieuse de cette maladie.

Le pronostic, dans la kératite vasculaire, est

presque toujours favorable, si des traitements raisonnables, des conditions hygiéniques et l'amélioration d'état d'un malade sont appliqués à temps, et surtout si les malades sont séparés des autres personnes bien portantes, comme précaution contre la contagion de la maladie. Dans tous ces cas, toutes les maladies des yeux se guérissent parfaitement sous le climat d'Afrique, d'Égypte et de Nubie.

Traitement.

Dans quelques cas de kératite vasculaire aiguë, nous avons prescrit le traitement antiphlogistique : ventouses, sangsues, purgatifs, lotions d'eau fraîche, collyre au sublimé, quelquefois pommade de précipité rouge. A mesure que la photophobie diminue, vers le quatrième ou cinquième jour, le collyre suivant : eau distillée, 100 grammes ; borax de soude, 30 centigrammes ; eau de laurier-cerise, 5 grammes, instillé cinq fois par jour sous les paupières.

Mais comme nous avons vu presque toujours la kératite vasculaire superficielle à l'état chronique, nous nous sommes servi de la solution sublimée camphrée.

Lorsque les vaisseaux commencent à pâlir, la

pommade de M. Desmarres, 20 centigrammes de borax de soude pour 20 grammes d'axonge, nous a donné de très-bons résultats et a amené la guérison complète. Du reste, pour les vascularités de la cornée, le traitement général doit être tonique et le régime fortifiant.

PANNUS.

Quand la vascularité et l'épaississement des vaisseaux dans la kératite vasculaire ont pris un développement tel, que la totalité ou une partie de la cornée semble recouverte d'un morceau de drap rouge terne, la maladie prend le nom de *pannus*. C'est une maladie qui est entretenue et aggravée par le frottement des cils déviés ou par les granulations.

Pronostic.

Si les causes qui irritent la cornée sont éloignées, si les traitements locaux et généraux qu'on applique sont raisonnables, le pronostic est très-favorable ; mais si la maladie persiste malgré le traitement, si la vascularité devient épaisse et reprend l'aspect d'une espèce de filet rouge brunâtre et s'étend sur la totalité de la cornée, le pronostic est moins favorable.

Traitement.

Avant tout, il faut éloigner les causes qui produisent et entretiennent cette maladie à l'aide d'applications locales contre la vascularité, aggravée par granulation ou déviation des cils.

Comme traitement général contre le pannus enflammé : ventouses, sangsues, calomel, scarification et solution sublimée ammoniacale qui a donné de très-bons résultats ; toniques, bon régime et changement d'air ; ou bien le traitement spécial du pannus imaginé par le docteur Henry Walker (1), et qui consiste à déterminer dans l'œil, au moyen de l'inoculation, une nouvelle attaque d'ophthalmie, que l'on guérit ensuite par un traitement bien dirigé.

Généralement on prend pour l'inoculation la matière fournie par les yeux d'un enfant atteint de l'ophthalmie des nouveau-nés et on l'applique hardiment sur la conjonctive de l'œil affecté de pannus. On prétend que ce traitement a fort bien réussi entre les mains du docteur Peringer (de Grätz) et du professeur Jaeger (de Vienne). Malheureusement nous avons appliqué cette méthode,

(1) *Edinburgh med. and surgical Journal*, 1811.

renouvelée par M. Auzias-Turenne, à Paris, à nos
malades en Afrique, mais sans aucun résultat, et
nous sommes resté convaincu que cette méthode
de traitement du pannus était la plus obscure et la
plus dangereuse pour les malades et pour le mé-
decin.

KÉRATITE ULCÉREUSE.

On rencontre en Afrique toutes sortes d'ulcères
de la cornée ; superficiels, qui se montrent soit
sous la forme d'abrasion de l'épithélium, et alors
la cornée a l'aspect de verre mat dépoli, soit sous
la forme qu'elle affecte sur le cadavre, lorsque
l'épithélium, après s'être ramolli, s'en détache par
petites parcelles. On les observe particulièrement
dans ce pays sous la forme aiguë ou chronique, et
ils se produisent ordinairement à la suite d'abcès
ou de phlyctènes. Il n'est pas rare non plus de
rencontrer des ulcères annulaires et des kéra-
tocèles.

Les ulcérations de la substance propre de la
cornée sont toujours accompagnées de photophobie atroce et d'injection forte des vaisseaux conjonctivaux, et dans les ulcères profonds les vaisseaux iridiens forment autour de la cornée un filet
fortement injecté ayant une teinte rose.

Terminaison.

Les ulcères se terminent ou par cicatrisation ou par des taches leucomateuses de la cornée, **ou** quelquefois, mais très-rarement, par la perforation, et comme conséquence par la hernie de l'iris partielle avec synéchie intérieure.

Traitement.

A l'état aigu, antiphlogistiques, sangsues, ventouses, scarifications, collyres de borax, de soude, d'alumine.

Dans les ulcères superficiels, traitement général tonique ; iodure de potassium chéz les scrofuleux. La solution sublimée, les glycérolés, agissent avec succès dans les ulcères superficiels où la cornée est dépolie.

Dans les ulcères moyens, antiphlogistiques, eau froide, atropine, cautérisation du fond des ulcérations en les touchant très-légèrement avec le crayon de pierre divine. Par ce moyen, nous avons obtenu chez plusieurs malades une très-prompte cicatrisation et leur guérison complète. Si les ulcérations occupent plus de la moitié de l'épaisseur de la cornée, prenez le sulfate neutre d'atropine pour soutenir l'iris dilaté et comme moyen-antianesthésique, et une légère compresse imbibée du liquide suivant : herbe de jusquiame, 40 grammes; eau distillée, 1 litre. Dans cette infusion, on délaye 10 grammes de nitrate de potasse (*kali nitricum*).

Dans les ulcères profonds, lorsqu'un ulcère menace de percer le centre de la cornée, il est prudent de tenir la pupille dilatée sous l'influence d'instillation d'atropine pour empêcher la hernie de l'iris, et nous nous sommes servi du crayon de pierre divine pour cautériser l'ulcère en bassinant les yeux avec le collyre de borax de soude, et ce moyen nous a permis d'obtenir la cicatrisation dans de meilleures conditions.

Dans les ulcères annulaires, scarifications répétées; quelquefois nous avons cautérisé avec la pierre divine; eau froide, collyre de borax et d'alumine.

Dans la hernie de l'iris, lorsqu'un ulcère a pénétré à travers la substance propre de la cornée, et comme dans le commencement de l'hernie iridienne en général, la membrane de Descemet fait hernie au fond de l'ulcère sous la forme d'une petite vésicule remplie d'humeur aqueuse (kératocèle), et dans le cas où il y a un simple prolapsus de la membrane de Descemet, nous avons appliqué une légère compresse imbibée d'infusion de belladone; si ce prolapsus est central et, comme la membrane de Descemet, incapable de supporter la pression du dedans, il peut se rompre très-facilement et l'humeur aqueuse s'échapper ensuite, l'iris se met en contact avec la cornée ou il fait hernie à travers la perforation, c'est ici qu'il faut immédiatement appliquer l'atropine jusqu'à dilatation complète de la pupille et cautériser légèrement l'ouverture ulcérée de la cornée avec du sulfate de cuivre ; quelquefois la hernie de l'iris se cicatrise en laissant la pupille déformée.

Dans le cas d'hypopion faux avec iritis, produit par le pus d'un abcès de la cornée qui était ouvert du côté de la chambre antérieure, le traitement antiphlogistique est : sangsues, calomel à dose altérante, fomentations froides et toniques chez les sujets faibles.

GRANULATION DE LA CONJONCTIVE.

On rencontre le plus souvent, en Afrique, des granulations à la surface de la conjonctive des paupières, dans le cul-de-sac muqueux et dans les sinus palpébraux. Lorsqu'on retourne les paupières, la conjonctive palpébrale ressemble dans cette maladie à un velours rouge ; les papilles muqueuses grossies sont séparées en groupes par des sillons et des fissures. Nous avons observé en Égypte et surtout en Nubie, dans des granulations, les papilles muqueuses tellement développées, qu'elles étaient sorties au dehors de la paupière supérieure comme de petites boules ovales, saillantes, pédiculées; sa surface était couverte de petits granules sur le sommet desquels nous avons aperçu avec une petite loupe un trou dont s'échappait un liquide blanchâtre.

Quoique la conjonctive cornéale ou oculaire ne soit pas sujette à cette maladie, mais comme conséquence des granulations et des frottements rugueux causés par la présence d'un corps étranger, la cornée en général se couvre d'une vascularité, superficielle, d'un épaississement et d'opacité, et quelquefois d'un pannus si la maladie dure long-temps sans un traitement convenable.

Pronostic.

Le pronostic dépend de la méthode de traitement et de la patience du malade. En général il est favorale.

Traitement.

Dans le traitement des granulations il faut observer un régime convenable : le bon air, le

changement de température, les toniques, et,
chez les sujets scrofuleux, l'iodure de potassium.
Comme traitement local, les scarifications répétées; lorsque les granulations sont fongueuses, végétatives, ou qu'il y a hypertrophie des papilles
muqueuses, on les enlève avec des ciseaux courbes,
ensuite on applique l'onguent actif de précipité
rouge. Nous avons obtenu de très-bons résultats
du traitement des granulations avec l'onguent au
deuto-chlorure de mercure à la dose de 5 centigrammes pour 4 grammes d'onguent rosat, en
l'appliquant tous les deux jours, et en bassinant
les yeux par intervalles avec la solution d'iodure
de potassium. — Quelquefois nous avons réussi
en appliquant le perchlorure de fer aux granulations végétatives après des scarifications.

Dans les granulations ordinaires sans végétations,
nous avons employé le tannin en crayon et avec glycérine. Ce mode de traitement n'est pas douloureux
et il n'expose pas à détruire la conjonctive, comme
dans le traitement au moyen de la cautérisation
avec le sulfate de cuivre; avec ce caustique plutôt
qu'avec les autres, on peut non-seulement détruire
les granulations, mais encore, à coup sûr, la conjonctive; et la maladie dont on recherchait ainsi la
guérison a été rendue plus incurable! Suivant la

méthode de de Graefe, nous avons employé une pommade contenant de 10 à 15 centigrammes de sulfate de cuivre, pour 5 grammes de glycérolé d'amidon, mais elle n'agit pas si bien que le glycérolé au tannin.

TRICHIASIS, DISTICHIASIS, ENTROPION.

On rencontre une énorme quantité de cas de trichiasis, de distichiasis et d'entropion en Égypte et en Nubie.

Diagnostic différentiel.

Dans le trichiasis, il y a renversement anormal de cils vers le globe de l'œil, et les bords libres des paupières conservent leur position normale.

Dans le distichiasis, les cils déviés forment une rangée double, quelquefois très-régulière; c'est un déplacement des cils de nouvelle formation, qui sont poussés sur la cicatrice du bord libre de la paupière et qui forment une seconde rangée.

Dans l'entropion, le bord libre de la paupière, presque toujours l'inférieure, avec les cils, est tourné vers le globe de l'œil; le malade, dans ce cas, est forcé de tenir l'œil fermé et immobile autant que possible, à cause de la souffrance que lui cause la lumière, qui gêne à un degré très-prononcé, souffrance occasionnée par le frottement du bord palpébral et des cils sur le globe de l'œil ; tandis que dans le trichiasis et le distichiasis, les bords de la paupière sont dans leur position normale.

Causes.

Les plus remarquables causes des deux variétés premières de la maladie sont : états morbides précédents de l'ophthalmie purulente, varioleuse, des nouveau-nés, de la conjonctivite chronique, surtout l'inflammation des bords de la paupière, qui détermine des abcès et des ulcérations à la racine des cils.

Les causes qui produisent l'entropion sont : Les maladies précédentes développées au plus haut degré, comme les attaques d'ophthalmies accompagnées d'un gonflement œdémateux des paupières, où les bords libres sont pendant long-temps maintenus fermés et contractés spasmodiquement, et alors repoussés en dedans par le gonflement du bord orbitaire de la paupière, qui est, en général, l'inférieure ; celui-ci est alors attiré et tourné en dedans par la portion ciliaire du muscle orbiculaire. — Les relâchements des téguments de la paupière, dans cette maladie, favorisent aussi le développement de l'entropion.

Traitement.

Le trichiasis, le distichiasis et l'entropion ne peuvent être guéris autrement que par le procédé opératoire.

Il y a quantité de méthodes de guérison, comme évulsion des cils déviés, excision de la peau de la paupière, cautérisation avec la pierre caustique, ou, suivant la méthode de Carron du Villards, de Solera et le procédé de Champesme, cautérisation de la peau avec le fer rouge. Pour détruire les bulbes ciliaires, on plonge dans chaque follicule un petit cautère à bec d'oiseau, en plaçant dans chaque bulbe une épingle à insectes, et en saisissant toutes ces épingles réunies avec un fer à papillotes chauffé à blanc. On opère aussi par extirpation des racines des cils.

Procédé de Schauenburg. --- Sa méthode opératoire consiste à pratiquer des ponctions de 2 à 3 millimètres de profondeur, à la base des cils, au moyen d'une aiguille à large fer de lance ; les ponctions sont dirigées en sens opposé à la déviation des cils. Pour les traitements d'entropion, il y a différentes méthodes où l'on propose l'excision et la destruction par le caustique d'une partie des téguments relâchés.

Proeédé de Ware. — Dans le raccourcissement transversal du tarse, il fait une incision perpendiculaire dans toute la substance de la paupière du côté temporal.

Nous nous sommes servi, dans le traitement des maladies précédentes, d'une méthode opératoire de M. Desmarres, qui paraît être la plus pratique et qui donne les meilleurs résultats : on soulève de 5 à 6 millimètres avec un pince, la peau au-dessus du bord libre de la paupière ; on obtient ainsi un petit pli de la peau que l'on traverse avec une aiguille courbe enfilée ; on coupe le fil en le laissant assez long dans le trou fait par une aiguille ; avec ce fil on soulève la peau de la paupière et l'on incise de haut en bas par un coup de ciseau le pli fait dans la peau ; à la base du lambeau on excise avec le couteau, aussi près que possible du bord libre de la paupière, un triangle de la peau en forme de $\triangle$. — En général, après cette opération, au bout de quatre ou cinq jours le malade est guéri.

Les médecins arabes sont d'accord avec le professeur oculiste de Dublin, M. le docteur Wilde, sur la méthode d'opération du trichiasis. Ils coupent le bord libre de la paupière jusqu'à moitié du *tarsus*. Cette opération a l'inconvénient, par le raccourcissement qu'elle occasionne, d'empêcher le malade de fermer les paupières, et d'exposer la cornée, sous l'influence de l'air et des corps étrangers, à une maladie et d'amener une destruction complète de la vision.

CONJONCTIVITE CATARRHALE.

Assez souvent on rencontre en Égypte et surtout en Nubie une conjonctivite catarrhale accompagnée d'une blépharite ciliaire.

Symptômes.

Les bords des paupières sont rouges, un peu tuméfiés ; en les touchant le malade éprouve une sensation douloureuse ; les cils sont agglutinés, surtout le matin ; toute la conjonctive palpébrale, scléroticale, le repli semi-lunaire et la caroncule lacrymale, excepté la conjonctive cornéale, sont également enflammés et quelquefois gonflés ; la couleur des vaisseaux injectés est d'un rouge jaunâtre très-prononcé.—Larmoiement, qui est bientôt remplacé par une sécrétion muco-purulente, qui forme une espèce de flocon, et si le malade ouvre les yeux, on remarque des flocons étendus sur la surface de la cornée, qui occasionnent un trouble momentané de la vue; le soir surtout, si le malade regarde la bougie ou la lampe, il aperçoit autour de la flamme un arc-en-ciel; ce symptôme accompagne toujours la conjonctivite catarrhale autant que le glaucome, mais avec d'autres conditions morbides, locales et générales.

Symptômes subjectifs.

Au commencement de la maladie, le malade est affecté assez souvent en même temps d'un catarrhe général; il éprouve une sensation d'un corps étranger dans l'œil, et quelquefois de photophobie, les paupières semblent roides, lourdes; lorsque les larmes coulent, elles le soulagent momentanément; souvent il se plaint d'une douleur dans le front et à la région des sinus frontaux, surtout le soir et à midi; le matin, généralement le malade se sent mieux.

Terminaison.

La conjonctivite catarrhale se termine généralement par la solution et la guérison complète; quelquefois elle passe à l'état chronique et alors, elle se termine par de larges infiltrations interlamellaires dans la cornée, accompagnées d'un chémosis séreux. — Si la conjonctivite catarrhale dure longtemps sans le traitement convenable en passant à l'état maladif de la chronicité perpétuelle, elle se termine quelquefois par des granulations et un pannus consécutif.

Traitement.

Le traitement, quand la maladie est bénigne, est un traitement généralement adoucissant, comme le repos, un régime sévère et des purgatifs.

Comme traitement local, l'eau de guimauve tiède, cataplasme de fécule de riz, le collyre légèrement astringent, composé de tannin, sulfate d'alumine, zinc; l'emploi de collyre contenant sur 60 grammes de glycérine pure 30 centigrammes de borax; à l'usage interne, des toniques et, chez les scrofuleux, l'iodure de potassium.—Dans le chémosis séreux, scarification et application d'eau froide.

A l'état chronique, traitement contre les granulations, emploi des remèdes excitants dans la vascularité, scarification et collyre, sublimé, glycérolé.

XÉROPHTHALMIE.

En Égypte, nous avons remarqué plusieurs cas de xérophthalmie, décrite par plusieurs auteurs, surtout par M. Taylor (1).

Symptômes.

La conjonctive, dans cette maladie, est tellement modifiée dans sa structure qu'elle présente l'aspect de peau sèche ; elle est comme du parchemin, terne, poudreux, aussi bien sur la cornée que partout ailleurs ; la cornée présente un aspect mat, quelquefois elle se couvre de taches moléculeuses, multiples, sablonneuses, l'épithélium est épaissi, sec, grisâtre, cadavérique comme l'épiderme gras, qui ne se laisse pas mouiller même par les larmes. — En général, la cornée est plus opaque en haut qu'en bas, la vue est troublée. — J'ai vu à Palerme deux malades de xérome conjonctival, qui ont pu se conduire et apercevoir les objets à travers un brouillard ; mais ils voyaient mieux quand ils mouillaient leurs yeux avec de l'eau tiède. — La cornée perd toute sensation, comme dans le glaucome ; lorsqu'on la touche avec un corps

(1) *Edinbourgh med. and surg. Journ.* 1854.

étranger le malade ne perçoit aucune sensation.
— La pupille sous l'influence de la lumière se
contracte, mais l'épaisseur et l'opacité de l'épithélium font que sa contractilité est à peine visible.

Les orifices des glandes muqueuses, celles de
Meibomius et le point lacrymal inférieur, sont
complétement oblitérés. Si nous examinons avec
la loupe la surface interne des paupières, on aperçoit que toutes les sécrétions liquides et surtout
muqueuses ont cessé dans cette maladie.

Causes.

On observe toujours la cutisation de la muqueuse oculaire chez les vieillards. Cette maladie
est généralement le résultat d'ophthalmie externe
chronique, qui a duré plusieurs années et qui a été
exposée à la poussière et au soleil du Midi ; souvent
elle est la suite de la destruction de la muqueuse
oculaire, par suite de traitements irritants appliqués pendant longtemps, comme application réité-
rée de nitrate d'argent, de sulfate de cuivre ou
d'autres caustiques.

Pronostic et traitement.

Dans le xérome conjonctival, la guérison radicale
est presque impossible.

Le traitement, qui doit durer longtemps, reste quelquefois sans résultat.

Nous avons obtenu l'amélioration de la vue chez nos malades en appliquant les lotions tièdes émollientes suivantes : eau de guimauve, décoction de lin et à intervalles un collyre de chlorate de potasse glycérolée. Mais, dans mes courts séjours en Afrique et à Palerme, j'ai pu suivre jusqu'à la fin le résultat de mes traitements.

PTÉRYGION.

Comme cette maladie est plus développée dans les pays chauds, on en rencontre assez souvent plusieurs cas en Afrique, Nubie et Égypte, surtout à Damiette, à Port-Saïd et dans les environs. Nous en avons vu dix cas à Malte et à Palerme. Elle se rencontre le plus souvent chez les ouvriers qui taillent les pierres granuleuses. Les petites molécules de pierre cassée tombent dans les yeux, restent dans les plis semi-lunaires, irritent la conjonctive et donnent naissance au ptérygion membraneux qui résulte de l'épaississement du tissu cellulaire sous-muqueux et de la vascularisation.

Traitement.

Le traitement le plus exact c'est le procédé opératoire suivant la méthode de M. Desmarres, par déplacement, nommé *déviation* (1).

HYPERTROPHIE
DE LA CARONCULE LACRYMALE.

Nous avons observé, en Égypte, quelques cas d'hypertrophie de la caroncule lacrymale, et nous lui avons donné le nom d'*elephantiasis carunculæ lacrymalis*. C'est une tumeur de la nature fibreuse avec la base fine pédiculée, de la grandeur d'une noix grecque ovale; sa surface est rouge, inégale, granulée, ulcérée, couverte par du liquide épais rougeâtre.

Causes.

Un malade, en coupant du blé, est tombé et s'est blessé avec une paille à l'angle interne de l'œil; cette blessure a donné naissance à la maladie.

(1) Desmarres, *Traité des maladies des yeux*, t. III, 168.

Traitement.

La ligature faite à la base de la tumeur la fait tomber au troisième jour ; la plaie se cicatrise assez vite en la touchant quelquefois avec lecrayon de nitrate d'argent.

IRITIS.

Nous avons remarqué très-peu de cas d'iritis en Égypte ; jamais nous n'avons observé l'iritis syphilitique ; l'iritis avait seulement la cause rhumatismale.

Comme traitement, antiphlogistiques, hygiène, toniques et sulfate d'atropine destiné à éviter l'adhérence capsulo-iridienne et employé comme antianesthésique ; ce simple traitement a guéri nos malades.

CATARACTE.

La cataracte, en Égypte et en Nubie, est très-rare. Nous en avons observé seulement huit cas, et dans ces huit cas, six avaient une cause traumatique. Dans tous les cas de cataracte observés par nous, il y avait une adhérence capsulo-iridienne (synéchie postérieure).

Les maladies de la choroïde, du corps vitré et de la rétine sont très-rares en Égypte. Nous avons seulement observé chez les Européens, au Caire, deux cas de glaucome, et à Damiette trois cas d'atrophie de la pupille du nerf optique.

FIN

TABLE DES MATIÈRES

L'OPHTHALMIE (Ramdam des Arabes).............. 9
    Causes.................................. 11
    Symptômes anatomiques et physiologiques....... 14
        Première période.................... 14
        Deuxième période.................... 15
        Troisième période................... 16
    Symptômes généraux...................... 18
    Marche, durée........................... 18
    Terminaison............................. 19
    Diagnostic différentiel.................. 20
    Pronostic............................... 22
    Traitement.............................. 23
    Traitement chirurgical,.................. 24
KÉRATITE................................ 26
    Kératite disséminée...................... 26
    Symptômes............................... 26
    Symptômes objectifs...................... 27
    Symptômes généraux...................... 27
    Causes.................................. 28
    Marche, durée........................... 28
    Pronostic............................... 28
    Terminaison............................. 29

Traitement...................................... 29

KÉRATITE PONCTUÉE............................. 30
Symptômes.................................. 30
Symptômes subjectifs....................... 31
Symptômes généraux......................... 31
Étiologie.................................. 32
Traitement local.......................... 32

KÉRATITE SECONDAIRE........................... 33

KÉRATITE VASCULAIRE SUPERFICIELLE CHRONIQUE..... 33
Symptômes.................................. 33
Causes..................................... 34
Traitement................................. 35

PANNUS.. 36
Pronostic.................................. 36
Traitement................................. 37

KÉRATITE ULCÉREUSE............................ 38
Terminaison................................ 39
Traitement................................. 39

GRANULATION DE LA CONJONCTIVE.............. 41
Pronostic.................................. 42
Traitement................................. 42

TRICHIASIS, DISTICHIASIS, ENTROPION.......... 44
Diagnostic différentiel.................... 44
Causes..................................... 45
Traitement................................. 46

CONJONCTIVITE CATARRHALE................... 48
Symptômes.................................. 48
Symptômes subjectifs....................... 49
Terminaison................................ 49
Traitement................................. 50

XÉROPHTHALMIE.............................. 51
Symptômes.................................. 51
Causes..................................... 52
Pronostic et traitement.................... 52

PTÉRYGION.. 53

    Traitement.................................. 54

HYPERTROPHIE DE LA CARONCULE LACRYMALE... 54

    Causes..................................... 54

    Traitement................................. 55

IRITIS.. 55

CATARACTE... 55

Paris. — Imprimerie de E. MARTINET, rue Mignon, 2.

PARIS. — IMPRIMERIE DE E. MARTINET, RUE MIGNON, 2.